Die besten Nahrungsergänzungsmittel

(Alpha Liponsäure, Silicea, Folsäure, Vitamin D3, 5 HTP, OPC, Coenzym Q10, MSM, Magnesium, Omega3 Fettsäure)

Vorsorge, Heilung und Energie für den Körper

Auflage 2017 November
ISBN-13: **978-1979783897**
ISBN-10: **1979783896**

Copyright © 2017 Jan Rothner

Email:janrothner@buch-autoren.de
Impressum:
Jan Rothner
c/o Autoren.Services
Zerrespfad 9
53332 Bornheim

Gestaltung: Martin Müller Photography
Bilder: shutterstock.com Photography

Jan Rothner

Die besten Nahrungsergänzungsmittel

(Alpha Liponsäure, Silicea, Folsäure, Vitamin D3, 5 HTP, OPC, Coenzym Q10, MSM, Magnesium, Omega3 Fettsäure)

Vorsorge, Heilung und Energie für den Körper

Inhaltsverzeichnis

Vorwort	6
Was sind Nahrungsergänzungsmittel?	8
Wofür braucht man sie?	14
Vorbeugen und Heilen – geht das?	17
Eine kleine Auswahl: 10 Nahrungsergänzungsmittel und was sie können	20
Alpha-Liponsäure (ALA)	21
Silicea	24
Folsäure	26
Vitamin D3	29
5-HTP	32
OPC	36
Coenzym Q10	39
MSM	41
Magnesium	44
Omega-3-Fettsäuren	48
Fazit	53
Endnoten/Quellen	56

Vorwort

Was sind eigentlich Nahrungsergänzungsmittel und wofür braucht man sie? Das sind zwei der drei Fragen, denen wir uns widmen, bevor wir Sie, liebe Leser, in die Welt der Biochemie einführen (keine Sorge, Sie brauchen hierfür definitiv kein abgeschlossenes Studium in Medizin, Biologie, Chemie oder Ähnlichem). Wir erklären ganz einfach das, was jeder wissen möchte, wenn er oder sie denn im Supermarkt oder der nächsten Drogerie vor dem Regal steht, in dem man das ein oder andere „Wundermittelchen" zum weniger schönen Preis angeboten bekommt.

Egal ob Mann oder Frau, wir alle haben unsere Bedürfnisse, schon seit Menschengedenken an. Da sich nun aber leider im Laufe der Jahrhunderte und Jahrtausende die Zusammensetzung unserer Ernährung verändert hat, schaffen wir es nicht mehr, unserem Körper immer das zu geben, was er wirklich braucht. Wenn Mann krank ist oder Frau schwanger werden will, gibt es also für uns heute genug zu tun, um uns mit den Dingen zu versorgen, die uns eigentlich seit Urgezeiten bereits Mutter Nahrung geben sollte.

Es ist mittlerweile weit diskutiert, ob der Mensch noch immer als „Fleischfresser" fungiert, oder eben nicht. Die Rückbildung der Weisheitszähne und damit der breiten Mahlschiene unseres Mundwerks wäre ein Punkt dafür. Viele Menschen, die heute Vegan leben, brauchen aber dennoch einige Nahrungszusätze, wie beispielsweise Vitamin B-12, die sie über rein pflanzliche Nahrung nicht in vollem Umfang zu sich nehmen können. Es fehlt also das gewisse Etwas, das unsere „Maschine von Körper ordentlich schmiert", wie so mancher Schüler im Hauswirtschaftsunterricht schon zu hören bekommen hat. Doch nicht nur die Ernährungsumstellung beeinflusst den „Baustoffhaushalt" des Körpers, auch beispielsweise der Gebrauch von Sonnencreme. Diese ist natürlich nicht schädlich, doch wird ihr nachgesagt, dass ausgerechnet in unseren nördlicheren Breitengraden ihre Verwendung zu einem teilweise gefährlich niedrigen Vitamin-D-Haushalt führt. Natürlich ist dies von Mensch zu Mensch unterschiedlich. Doch leider wirkt sich dieser Mangel oft auf die Gesundheit aus – Knochenleiden sind oft die Folge, auch Haarausfall kann begünstigt werden. Es ist also nicht immer leicht, seinen Körper mit Spurenelementen und allem wirklich Notwendigen zu versorgen.

Und wenn man vor besagtem Regal im Supermarkt steht, wird es auch wirklich nicht leichter. Die einen sagen dies, nimm jenes, und am besten gleich noch fünf davon, der nächste schlägt dir auf die Finger und will, dass du nicht einmal eine Packung schief ansiehst.

Was also tun?

Jeder muss sich seine Meinung selbst bilden, und vor der Einnahme ist auch die Absprache mit dem Arzt seines Vertrauens absolut unabdingbar.

Dieser Ratgeber soll lediglich dazu dienen, Ihnen, lieber Leser, liebe Leserin, ein kleines bisschen fundiertes Wissen zu vermitteln, damit Sie nicht jedes Mal komplett überrumpelt sind, wenn die Arbeitskollegen vom nächsten Wundermittel schwärmen.

Was sind Nahrungsergänzungsmittel?

Nahrungsergänzungsmittel befinden sich in einer Zone zwischen Lebensmitteln und Arzneimitteln. Sie unterliegen einer strengen Kontrolle und sind im Europäischen Recht durch die Richtlinie 2002/46/EG geregelt.

„(3) Eine geeignete, abwechslungsreiche Ernährung sollte in der Regel alle für eine normale Entwicklung und die Erhaltung einer guten Gesundheit erforderlichen Nährstoffe in den Mengen bieten, die auf der Grundlage allgemein anerkannter wissenschaftlicher Daten ermittelt wurden und empfohlen werden. Aus Untersuchungen geht jedoch hervor, dass dieser Idealfall in der Gemeinschaft nicht auf alle Nährstoffe und alle Bevölkerungsgruppen zutrifft.

(4) Infolge ihrer besonderen Art der Lebensführung oder aus anderen Gründen entscheiden sich die Verbraucher mitunter dafür, die Zufuhr bestimmter Nährstoffe durch Nahrungsergänzungsmittel zu ergänzen."[i]

(6) Nahrungsergänzungsmittel können eine breite Palette von Nährstoffen und anderen Zutaten enthalten, unter anderem, aber nicht ausschließlich, Vitamine, Mineralstoffe, Aminosäuren, essenzielle Fettsäuren,

Ballaststoffe und verschiedene Pflanzen und Kräuterextrakte.[ii]"

„Artikel 2

Im Sinne dieser Richtlinie bezeichnet der Ausdruck

a) "Nahrungsergänzungsmittel" Lebensmittel, die dazu bestimmt sind, die normale Ernährung zu ergänzen und die aus Einfach- oder Mehrfachkonzentraten von Nährstoffen oder sonstigen Stoffen mit ernährungsspezifischer oder physiologischer Wirkung bestehen und in dosierter Form in den Verkehr gebracht werden, d. h. in Form von z. B. Kapseln, Pastillen, Tabletten, Pillen und anderen ähnlichen Darreichungsformen, Pulverbeuteln, Flüssigampullen, Flaschen mit Tropfeinsätzen und ähnlichen Darreichungsformen von Flüssigkeiten und Pulvern zur Aufnahme in abgemessenen kleinen Mengen;

b) "Nährstoffe" die folgenden Stoffe:

i) Vitamine,

ii) Mineralstoffe.[iii]"

So lautet die offizielle Erklärung zum Thema Nahrungsergänzungsmittel. Diese Regulierung beinhaltet auch eine Liste aller gesetzlich zugelassenen Stoffe, die in Nahrungsergänzungsmitteln enthalten sein dürfen.[iv]

Man sieht also, das Thema mit den Nahrungsergänzungsmitteln ist nicht ganz so einfach, wie anfangs gedacht. Nun gibt es natürlich auch eine unglaubliche Auswahl an Präparaten, Zusätzen, Tabletten, Pillchen und und und und. Wie wählt man also aus? Am Besten nach den Bedürfnissen. Und nach einem Gespräch mit dem Arzt des Vertrauens. Denn man darf nicht vergessen, Werbung soll uns zum Kauf anregen und das ist wiederum gefährlich, denn mit einer Überdosierung kann man oft viel mehr kaputt machen, als man ursprünglich Gutes im Sinn hatte.

Wie erkennt man nun eigentlich ein Nahrungsergänzungsmittel?

Abgesehen von dem flauen Gefühl im Magen, das man bekommt, sobald der Blick auf die Packung fällt, die einem von Schwiegermutti so ganz unauffällig in das Fach über den Süßigkeiten gestellt worden ist?

Als großes Erkennungsmerkmal ist hierbei die Kennzeichnungspflicht hervorzuheben. Durch die Lebensmittelkennzeichnungsverordnung sind bestimmte Angaben vorgeschrieben, wie etwa die Angaben zur empfohlenen täglichen Verzehrmenge sowie Warnhinweise zu gesundheitsschädlichen Folgen, wenn die empfohlene Menge überschritten wird. Auch muss darauf hingewiesen werden, dass Packung samt Inhalt außerhalb der Reichweite von Kindern und denen unzugänglich zu lagern sind. „Aussagen, die sich auf die Beseitigung, Linderung oder Verhütung von Krankheiten beziehen, sind derzeit in Deutschland sowohl in der Produktwerbung als auch auf der Verpackung verboten.

Allerdings sind Aussagen zur Verringerung eines Krankheitsrisikos möglich, die jedoch einer behördlichen Prüfung und Zulassung bedürfen."[v] Ebenfalls ist krankheitsbezogene Werbung verboten, doch nach behördlicher Prüfung ist die Zulassung von Aussagen bezüglich der Verringerung von Risiken an bestimmten Krankheiten zu erkranken oder an deren Folgen zu leiden, möglich[vi].

Man fragt sich natürlich auch: „Wie sicher sind Nahrungsergänzungsmittel?"

Das Bundesinstitut für Risikobewertung hat dazu eine ganz einfache Antwort: „Sie müssen sicher sein", da sie zu den Lebensmitteln gehören und auf dem deutschen Markt von der amtlichen Lebensmittelüberwachung stichprobenartig kontrolliert werden[vii].

Außerdem, sind Nahrungsergänzungsmittel überhaupt nötig und sinnvoll?

Es gibt so viele Mittelchen und Präparate auf dem Markt, dass es kaum noch überschaubar ist. Der Verbraucher bekommt von allen Seiten den Eindruck, dass eine ausreichende Zufuhr an Nährstoffen alleine durch die Nahrung und mit traditionellen Lebensmitteln einfach nicht mehr möglich wäre. Der gesunde Körper wird grundsätzlich bereits durch eine ausgewogene und abwechslungsreiche Ernährung versorgt, und zwar mit allen lebensnotwendigen Stoffen, die wir für ein gesundes Dasein brauchen. Deshalb sind

Nahrungsergänzungsmittel in den meisten Fällen auch überflüssig und können weggelassen werden.

Aber:

Es gibt auch Ausnahmesituationen, in denen zu wenige der essentiellen Stoffe in unseren Körper gelangen. Beispielsweise kann eine unzureichende oder einseitige Ernährung während der Stillzeit, in der der Bedarf an bestimmten Nährstoffen ohnehin schon erhöht ist, zu großen Problemen führen.

Auch bei älteren Menschen kann die Versorgung kippen, wenn durch Schluckbeschwerden, Appetitverlust oder durch Mangelernährung die Aufnahme durch die Nahrung erschwert wird, oder einfach durch das Alter das Kochen immer anstrengender und unmöglicher wird. Ebenso haben chronisch kranke Menschen oft einen erhöhten Bedarf an essentiellen Nährstoffen. In diesen Fällen könne eine Ergänzung der Nahrung nötig oder sinnvoll sein, so das Bundesinstitut für Risikobewertung. „Wenn allerdings eine solche Nahrungsergänzung als zusätzliche Maßnahme bei der Behandlung oder Heilung von Krankheiten, wie einer chronischen Magen-Darm-Erkrankung angewandt wird, sollte sie in jedem Fall unter ärztlicher Kontrolle erfolgen."[viii] Manche Bevölkerungsgruppen können einfach nicht die Nährstoffzufuhr rein durch die Ernährung erfüllen, Vitamine und Mineralstoffe fehlen dann oft.

Das Bundesinstitut für Risikobewertung rät sogar dazu, in Einzelfällen eine sinnvolle Nahrungsergänzung einzunehmen. Beispielsweise kann die „Einnahme von zusätzlichem Calcium für Menschen, die keine

Milchprodukte verzehren, sinnvoll sein. Auch wird seit vielen Jahren Speisesalz mit Jod angereichert, um die Jod zufuhr in Deutschland auf breiter Basis zu verbessern. Nichtsdestotrotz ist und bleibt die beste Ernährungsstrategie eine ausgewogene und abwechslungsreiche Ernährung mit viel Obst und Gemüse. Nahrungsergänzungsmittel sind dafür kein gleichwertiger Ersatz."[ix]

Wofür braucht man sie?

In manchen Fällen ist es ganz in Ordnung, dem Körper etwas Hilfe anzubieten, beispielsweise, wenn die geistige und körperliche Beanspruchung und damit Belastung ansteigt, im Alter, oder in der Schwangerschaft. Ebenfalls kann es sein, dass der Körper nach Operationen, nach Erkrankungen, meist den längeren und leider oft auch chronischen, sowie in der Genesungsphase einen erhöhten Bedarf an Nährstoffen hat.

Beispielsweise durch Störungen des Magen-Darm-Traktes kann die Aufnahme von Vitaminen wie B2, B12 und Mineralstoffen wie Kalzium oder auch Calcium genannt, Magnesium und Zink durch den Darm beeinträchtigt werden. In diesen Fällen können zusätzliche Vitamine und Mineralien sehr sinnvoll sein, und man erspart sich und seinem Körper oft weitere Probleme, wenn man „nachhilft".[x]

Wie bereits angefügt, braucht man im Alter aus den verschiedensten Gründen oft die kleinen Zusätze, da aus den verschiedensten Gründen die optimale Zufuhr nicht mehr gewährleistet werden kann. „Hinzu kommt, dass ältere Menschen vielfach längere Zeit bzw. auf Dauer Medikamente nehmen müssen, die im Körper als ‚Vitamin- und Mineralstoffräuber' wirken.[xi]"

Alte Menschen haben einen viel geringeren Kalorienbedarf als ihre jüngeren Mitbürger und ernähren sich leider oft nicht mehr so gesund und vielseitig, wie es gesund wäre. Und leider wird gerade bei der älteren Gesellschaftsgruppe häufig ein Mangel an Nährstoffen festgestellt. Die Zufuhr von Vitaminen, Mineralstoffen und Spurenelementen kann laut einigen Studien den Gesundheitszustand älterer Menschen deutlich verbessern[xii], jedoch nehmen das manche auch als Anlass zu viele Präparate zu schlucken. Die bevölkerungsorientierte KORA-Studie (Cooperative Health Research in the Region of Augsburg) zum Thema „Nutzung von Nahrungsergänzungsmitteln unter älteren Personen in Süddeutschland" zeigte auf, dass 54,3% der befragten Frauen und 33,8% der Männer Nahrungsergänzungsmittel einnahmen. Dabei war bei den Frauen am häufigsten Magnesium (31,9%) und Vitamin D (21,5%), bei den Männern Magnesium mit 18,0% und Vitamin E mit 12,0%. Über 20% der Frauen und 32,5% der Männer, die Magnesium einnahmen, überschritten dabei den Höchstrichtwert (European Tolerable Upper Intake Levels).[1]

Auch in der Schwangerschaft und Stillzeit wird dem Körper wieder viel abverlangt, was die benötigte Menge an Nährstoffen anbelangt. Normalerweise stellt der Körper bei einer ausgewogenen Ernährung genügend Vitalstoffe für Mutter und Kind her, doch bei einer bereits bestehenden Mangelernährung kann es zu einer

---

[1] S. Schwab, M. Heier, A. Schneider, B. Fischer, C. Huth, A. Peters, Barbara Thorand: *The use of dietary supplements among older persons in Southern Germany — Results from the KORA-age study.* In: *The journal of nutrition, health & aging.* Band 18, Nr. 5, November 2013, S. 510–519,

Unterversorgung insbesondere mit den B-Vitaminen B1, B2, B6, B12 und Folsäure, sowie Biotin, Eisen, Jod, Magnesium und Zink kommen, die ausgerechnet in dieser Zeit noch mehr benötigt werden[xiii].

Ein weiterer Faktor ist Stress. In unserer heutigen Zeit, in der bereits Schulkinder mehr unter Stress und Angstzuständen leiden, als der durchschnittliche Psychiatriepatient in den 1950er Jahren, ist es kein Wunder, dass der Stress und andere psychische Belastungen die Werte von Vitamin A, C und E oder der Mineralstoffe Kalzium, Kalium und Magnesium im Körper verschlechtern[xiv].

Außerdem setzt uns der Diätwahn zu. Bei den ständigen „Superdiäten" ist es kaum möglich, dem Körper eine ausreichende Zufuhr von allen Vitaminen und Mineralstoffen zu garantieren. Da muss man eben auch manchmal nachhelfen. Natürlich muss man aber auch beachten, dass manchmal die Einnahme von Präparaten nicht sinnvoll ist, beispielsweise bei Eisenspeicherkrankheiten sollte man nicht noch extra Eisen einnehmen, weil einem das von der Werbung so suggeriert wird. Man sollte unbedingt den Arzt befragen, bevor man bei einer Krankheit Nahrungsergänzungsmittel einnimmt.

Auch hierbei gibt es sie, die Ausnahmesituationen: Beispielsweise kann Selen eine Vergiftung mit Schwermetallen und anderen gefährlichen Chemikalien abschwächen (neutralisieren). Vitamin C ist zum Schutz des Verdauungstraktes unerlässlich, da in der heutigen Zeit in unseren Lebensmitteln immer wieder Krebs erzeugende Materialien landen, ob gewollt oder nicht, und da gehört auch stark angebranntes Fleisch und Grillgut dazu. Ebenfalls hilft uns Zink die Gefährlichkeit von Kadmium und Blei im Trinkwasser und in Konserven zu entschärfen.[xv]

Vorbeugen und Heilen – geht das?

Ja und nein. Dazu eine Aussage zu treffen, ist in alle Richtungen sehr riskant. Es ist möglich, Symptome, die bereits durch einen Mangel ausgelöst worden sind, zu lindern und sie dadurch zu „heilen". Es ist allerdings nicht möglich, einfach ein paar Pillchen einzuwerfen und dadurch auf magische Weise wieder gesund zu werden. Selbst wenn sich die Symptome lindern lassen, es braucht doch etwas mehr als nur ein einziges Nahrungsergänzungsmittel – es ist mehr ein Zusammenspiel aus vielen verschiedenen Dingen, die eben durch das Nahrungsergänzungsmittel sehr positiv unterstützt werden können.

Ähnlich ist das mit dem Vorbeugen. Wie will man denn etwas vorbeugen, wenn man nicht genau darüber Bescheid weiß? Vorbeugen im guten Sinne heißt: einen Mangel früh erkennen und dagegen arbeiten, bevor sich die Symptome ausbilden und den Körper schädigen können. Es heißt allerdings nicht, sich Tütchen für Tütchen und Packung für Packung aus dem Regal im Supermarkt zu holen und mehrmals am Tag einzuwerfen. Dies würde definitiv mehr negative Auswirkungen, vielleicht sogar Langzeitschäden mit sich bringen, als man ursprünglich im Sinn hatte. Das Problem hierbei ist, wie immer, die Information, die an uns Verbraucher herantritt. Zwar unterliegen Konsumgüter wie Nahrungsergänzungsmittel einer Restriktion, die es den Herstellern und Verkäufern verbietet, uns mit Heilversprechen zu ködern, doch hören sich viele Verpackungen und Versprechen schon sehr verlockend an. Ob dann auch wirklich das passiert, was sie uns anpreisen, das sei dahingestellt.

Es gibt natürlich genügend Untersuchungen und Studien, welche die Wirkungen belegen – oder eben widerlegen – doch die werden definitiv nur in den seltensten Fällen direkt auf der Packung und damit in Reichweite des Konsumenten abgedruckt. Wer sich also nicht das Falsche besorgen will, der muss auf Recherche gehen. Und wo fängt man da an?

Zurück zum Thema *„Vorbeugen und Heilen"*.

Diese Begriffe treffen hier nur in gewissem Sinne zu, dennoch ist es möglich, bei der Gesundheit nachzuhelfen. Wie bereits erklärt, gibt es Situationen, in denen ein Mangel beinahe schon vorprogrammiert ist. Und dann müssen wir eben nachhelfen, wenn wir nicht an den Symptomen erkranken wollen. Da ist eine zusätzliche Maßnahme – *Vorbeugen* – wirklich wichtig, beispielsweise eben in der Schwangerschaft, in der Folsäure Fehlbildungen des Kindes *vorbeugen* kann, wie später noch genauer erklärt wird. Oder auch Müdigkeit im Winter und starke Anfälligkeit für Grippe kann *vorgebeugt* werden, nämlich mit einer Vitamin-D-Kur (wird ebenfalls weiter hinten erklärt). Es ist also durchaus möglich. Auch können die Symptome verschiedener Krankheiten behandeln, wie beispielsweise periphere Polyneuropathie gelindert werden kann. Ein Heilversprechen kann hier allerdings nicht gegeben werden.

Nun aber genug des Geredes. Im Folgenden stellen wir Ihnen zehn von uns ausgewählte Nahrungsergänzungsmittel vor, mit ihren Vor- und Nachteilen, damit Sie sich, liebe Leser, ein eigenes Bild vom bunten Geschäft mit den Nahrungsergänzungsmitteln bilden können.

Eine kleine Auswahl:
10 Nahrungsergänzungsmittel und was sie können

Von Alpha-Lipon bis Omega-3 – für jeden Geschmack etwas dabei. Oder besser gesagt, für (fast) jedes Bedürfnis. Denn Bedürfnisse gibt es mindestens genauso viele, wie es Nahrungsergänzungsmittel gibt. Die Frage ist nur, welches brauchen wir überhaupt?

Im Folgenden finden Sie unter den Namen immer kurz die bekanntesten Einsatzgebiete der Nahrungsergänzungsmittel und darunter dann eine kurze Zusammenfassung der allgemeinen Meinungen und Berichte über Einsatzgebiete, Wirkungsweise und, sofern eine verallgemeinerte Aussage getroffen werden kann, auch über die Dosierung.

Viel Spaß beim Lesen und bleiben Sie neugierig.

Alpha-Liponsäure (ALA)

Wird oft empfohlen bei:
Belastung durch Umweltgifte, Insulinresistenz, Lebererkrankung, peripherer Polyneuropathie

Da das Gehirn besonders viel Energie benötigt und dementsprechend auch produziert, entstehen dort besonders viele Radikale. ALA hat die Eigenschaft, die Blut-Hirn-Schranke zu durchdringen und das Gehirn und das Nervensystem so vor oxidativem Stress schützt[xvi]. Als Antioxidationsmittel ist ALA mittlerweile sehr beliebt. Was aber kaum einer weiß, ALA ist eine wichtige Komponente der zellulären Energieproduktion[2]. Wird sie zu Dihydroliponsäure umgesetzt, entsteht aus ihr ein noch wirksameres Antioxidans[xvii]. Beide Arten machen freie Radikale unschädlich, seien es Superoxid-Radikale, Hydoxyl-Radikale, Hyperchlorid-Anionen o. ä., und binden Metalle und Schwermetalle wie z. B. Eisen und Quecksilber[xviii]. Die Wirkungsweisen von ALA erstrecken sich von einer Senkung des Blutzuckerspiegels

---

[2] „Alpha-Liponsäure hat im Körper zwei Hauptfunktionen. Alpha-Liponsäure ist in den Mitochondrien jeder einzelnen Körperzelle vorhanden und als Coenzym von Enzymkomlexen, darunter der Pyruvat-Dehydrogenase-Komplex und der alpha-Ketoglutarat-Dehydrogenase-Komplex, für die zelluläre Energieproduktion unabdingbar.", Nachzulesen auf:
http://www.orthoknowledge.eu/alpha-liponsaure/, Energieproduktion und Schutzfunktion als Antioxidans; Abgerufen am 23.10.2017, 11:10

und einer Erhöhung der Insulinempfindlichkeit[xix] über den Schutz des Körpers vor Schädigungen durch freie Radikale[xx] bis hin zur Verbesserung von Fettstoffwechsel und Fettverbrennung[3]. Ebenso hat sich in einigen Tierstudien gezeigt, dass ALA die Nieren vor der Schädigung z. B. durch Paracetamol bewahren kann.

Was den Fettstoffwechsel betrifft, so ließ sich in einer placebokontrollierten Studie ein Erfolg feststellen: bei einer Einnahme von 1800 mg/Tag reduzierten 22 % der Realgruppe ihr Körpergewicht um mehr als 5 %. Dies lässt sich durch die stimulierende Wirkung von ALA auf das Enzym AMPK (AMP-aktivierte Proteinkinase).[xxi]

Weitere wichtige Wirkungen von ALA sind die Senkung des Blutzuckerspiegels und die Erhöhung der Insulinempfindlichkeit. Da ALA an der Energieproduktion beteiligt ist, fördert es die Umwandlung von Zucker in Energie und beteiligt sich eben an der Absenkung des Blutzuckerspiegels. Auch sagt man ALA eine Insulin-imitierende Wirkung nach[xxii]. Auf jeden Fall erhöht es die Insulinempfindlichkeit und unterstützt dabei die Aufnahme von Glukose in den Geweben[xxiii]. Hierbei gibt es allerdings etwas zu beachten, denn nur R(+)-Alpha-Liponsäure senkt den

---

[3] „Verbesserung von Fettstoffwechsel und Fettverbrennung (u. a. durch die Stimulierung der 5'-AMP-aktivierten Proteinkinase oder AMPK). In einer placebokontrollierten Studie haben adipöse Erwachsene durch Kombination einer hypokalorischen Diät mit Alpha-Liponsäure (1800 mg/Tag über 20 Wochen) signifikant abgenommen: 22% von ihnen (gegenüber 10% in der Placebogruppe) verloren mehr als 5% ihres Körpergewichts)" Nachzulesen auf http://www.orthoknowledge.eu/alpha-liponsaure/, Abgerufen am 23.10.2017, 11:10

Insulinspiegel, wogegen ihr Spiegelbild, die S(-)-Alpha-Liponsäure die gegenteilige Wirkung hat und sich negativ auf die Insulinresistenz auswirkt, sie also dementsprechend fördert.

Alpha-Liponsäure wird seit den 1960er Jahren in Deutschland bereits in der Schulmedizin eingesetzt, und zwar zur Behandlung von Lebererkrankungen und peripheren Polyneuropathien[xxiv].

Es schützt die Leber vor Schädigungen durch Oxidation aufgrund von Schadstoffen wie Umweltgiften und Medikamenten[xxv]. Es wird auch zur Bindung und Ausleitung von unerwünschtem Quecksilber im Körper eingesetzt, denn ALA kann in fast alle zentralen und peripheren Bereiche des Nervensystems eindringen.

Leider ist es so, dass in vielen der preiswerteren Nahrungsergänzungsmitteln das Verhältnis von R(+)-Alpha-Liponsäure und der S(-)-Alpha-Liponsäure 1:1 ist. Leider ist nur von der R-Form eine positive Einwirkung auf die Gesundheit bekannt, jedoch nicht von der S-Form. Letztere soll angeblich sogar die Insulinresistenz des Körpers fördern. Nahrungsergänzungsmittel mit reiner R(+)-Alpha-Liponsäure sind daher empfehlenswerter[xxvi].

Silicea

Wird oft empfohlen bei:

brüchigen Nägeln, fahler Haut, dünnem Haar

Silicea, oder auch bekannt als Kieselsäure, ist schon seit Längerem dafür bekannt, dass sich die Einnahme positiv auf das Erscheinungsbild von Haaren und Nägeln auswirkt. Tatsächlich fand man in einer Studie der Universitätsklinik Hamburg-Eppendorf heraus, dass sich die Haardicke bei täglicher Einnahme über einen längeren Zeitraum hinweg um 13% verbessert[xxvii]. Durch die Einwirkung auf das Bindegewebe können auch die Haarwurzeln bei einer Kur gestärkt werden - wenn man allerdings Silicea dem Shampoo oder der der Haarkur beimischt, verstärkt sich die Wirkung umso mehr.

Ebenfalls hilft Silicea bei brüchigen Nägeln, denn Kieselsäure wirkt sich äußerst positiv auf die Struktur und Elastizität aus, die Festigkeit wird also gesteigert. Immer öfter findet man deshalb Silicea und Silicium in Nagellack[xxviii].

Bei fahler, faltiger oder schlaffer Haut lässt die Kieselsäure das Hautbild in neuem Glanze erstrahlen: die Fähigkeit, viel Wasser zu binden, trägt zur Jugendlichkeit der Haut bei. Silicea vernetzt Eiweißbausteine miteinander und hilft somit, das Bindegewebe zu festigen und zu straffen[xxix]. Eine Garantie gibt es auch hier nicht, doch einen Versuch kann nicht schaden, oder? In vielen Apotheken berät man Sie hierzu gerne.

Silicea gibt es seit jeher in den verschiedensten Formen in der Homöopathie. Ob als Globuli, als Schüsslersalz, egal in welcher Form – der Körper soll Unterstützung erhalten. Man sagt der Kieselsäure nach, sie helfe bei Akne, Erkältungen, sogar bei der Behandlung von Nagelbettentzündungen. Manchmal auch bei schlecht verheilenden Wunden, da durch die gute Bindekraft der Abtransport von Keimen angeregt werden soll, und sich deshalb Entzündungen, meist sogar langwierige, wohl bessern.

Auch bei Magen-Darm-Problemen setzt man das Wundermittel ein, um Krankheitserreger zu binden. Besonders belastet ist der Darm bei Ernährungsumstellungen auf, beispielsweise, vegane Ernährung. Dabei kann die Kieselsäure den Körper unterstützen und nötiges Gleichgewicht im Verdauungstrakt wieder anregen[xxx].

Eine andere Variante ist die Kieselerde oder Silicea terra. Ein Hauptbestandteil derer ist Silizium, das im menschlichen Körper in Knochen, Zahnschmelz und Bindegewebe vorkommt. Da es ein nicht-essentielles Spurenelement ist, muss es zwangsweise von uns durch die Nahrung aufgenommen werden, da haben wir kaum eine Wahl. Ein guter Lieferant dafür sind etwa Wasser, Getreide und deren Produkte, sowie Gemüse. Verkauft wird Silicea terra in Tablettenform, als Kapseln oder Tabletten [xxxi]

Folsäure

Wird oft empfohlen bei:

Schwangerschaft, Schleimhautentzündungen, Haarausfall

Das grüne Blattgemüse ist schon seit jeher für seine gesunde Wirkung auf den Körper bekannt – daher kommt bestimmt auch der Name, denn *folium* bedeutet auf Latein *Blatt*. Zuerst wurde Folsäure im von Kindern so gehassten Spinat nachgewiesen[xxxii]. Wer von uns hat ihn nicht gehasst, Mamas Spinat. Und trotzdem hatte sie wieder einmal recht, als sie uns sagte: „Iss! Der ist gesund!"

Folsäure, auch bekannt als Vitamin B9 oder B11, ist wohl am bekanntesten dafür, dass besonders in der Schwangerschaft ein erhöhter Bedarf da ist.

Tatsächlich ist Folsäure in unserem Körper wichtig, essenziell, da sie aufgrund der Beteiligung bei der Synthese von DNS-Bausteinen bei der Zellteilung[xxxiii] und -neubildung (eben genau das passiert bei der Entwicklung eines Embryos und auch bereits vorher) gebraucht wird, ebenso wie zur Blutbildung und beim Proteinstoffwechsel. Folsäure kann leider von unserem Körper nicht selbst hergestellt werden und muss daher zu uns über die Nahrung kommen. Hat man einen Mangel an Folsäure, so kann das Blutarmut, Demenz oder Arteriosklerose zur Folge haben. Und in der Schwangerschaft kann es zu Missbildungen des Embryos kommen.

Folsäuremangel kann oft durch Alkoholkonsum oder Darm- sowie Lebererkrankungen entstehen. Bei Frauen spielt da die Einnahme der Antibabypille oder eben eine Schwangerschaft hinein, dabei sinkt der Folsäurespiegel ebenfalls.

Die Embryonalentwicklung wird durch einen Mangel an Folsäure dramatisch beeinflusst, beispielsweise kann es dabei zur Entstehung von Defekten wie Spina bifida (offener Rücken) oder Anenzephalie kommen. Angeblich soll ebenfalls die Wahrscheinlichkeit einer Frühgeburt oder die Entwicklung eines Herzfehlers steigen. In Norwegen vermutet man ebenfalls einen Zusammenhang zwischen Folsäuremangel und Autismus, weswegen dort die Einnahme von Folsäure höchstens empfohlen wird[xxxiv].

Symptome eines Mangels sind u. a. Haarausfall, Hautprobleme, Schleimhautentzündungen im Mundbereich und Magen-Darm-Trakt, Blutarmut (Anämie) oder auch depressive Verstimmungen[xxxv]. Gemeinsam mit den Vitaminen B6 und B12 baut die Folsäure das giftige Homocystein ab. Dieses entsteht durch den Proteinstoffwechsel im Körper und muss aufgrund der Giftigkeit eben schnellstens verschwinden – mit Hilfe der Folsäure[xxxvi]. Als Zellgift kann das Homocystein die Blutgefäßwände angreifen, was zur Ablagerung von Cholesterin und damit zur Verengung der Blutgefäße führen kann – also zu Schlaganfällen und Herzinfarkten[xxxvii]. Und ohne die Folsäure steigt das Risiko eben leider an.

Die Deutsche Gesellschaft für Ernährung empfiehlt einen Tagessatz von Folsäure (gerechnet in sog. Folat-

Äquivalenten) für Erwachsene und Kinder (>13 Jahre) von 300 Mikrogramm, für Schwangere 550 Mikrogramm. Stillende Mütter sollten nach Absprache mit ihrem Frauenarzt zusätzlich zu einer folsäurereichen Ernährung 450 Mikrogramm zu sich nehmen[xxxviii]. Auf Leber sollte dabei aber verzichtet werden, da diese oft mehr Vitamin A enthält als gut ist, was wiederum das Kind schädigen kann.

Grünes Blattgemüse, Spinat, Salat, Tomaten, Paprika, Vollkornprodukte, Nüsse, hin und wieder ein paar Eier – das sollte eigentlich den täglichen Bedarf decken. Wichtig ist, Folsäure ist wasserlöslich und geht beim Kochen sehr schnell verloren, genau wie beim Waschen und auch bei der mehrtägigen Lagerung bis zu zwei Drittel des Folsäuregehaltes flöten gehen[xxxix]. Deshalb, wenn schon keine Rohkost, dann bitte schonend garen, und das auch nicht lange. Auch Spargel, Kohl, und Hülsenfrüchte sind gute Lieferanten und können dem Speiseplan gerne beigefügt werden[xl].

Beim Kauf von Präparaten sollte man deshalb unbedingt vorher mit seinem Arzt sprechen. Denn auch der Konsum von mit Vitaminen angereicherten Produkten kann zu einem zu hohen Folsäure-Wert führen, was ebenfalls ungesund sein kann[xli]. Also Augen auf beim Produktkauf und vorher gut beraten lassen.

Vitamin D3

Wird oft empfohlen bei:

Osteoporose, Grippeaffinität, zur Präventionsmaßnahme im Winter

Vitamin D, oder richtig Cholecalciferol (kurz: Calciol), wird im Körper mit der Hilfe von UVB-Strahlung und einer Reihe von chemischen Umwandlungen aus 7-Dehydrocholesterol hergestellt und ist daher eigentlich nicht vollkommen ein Vitamin[4]. Dennoch ist es wichtig und kann, sofern man genügend UVB-Strahlung durch die Sonne aufnimmt, im Körper eben synthetisiert werden.

Benötigt wird Cholecalciferol bzw. Vitamin D3 zur Regelung des Kalzium- und Knochenstoffwechsels, zur Knochenbildung und zur Knochenstärkung. Fehlt dem Körper Vitamin D, kann es unter anderem zur Knochenerweichung, Rachitis und Osteoporose kommen. Die Grippe im Winter reiht sich in diese Aufzählung der von Vitamin-D-Mangels verursachten Leiden offensichtlich auch ein, denn es wurde beobachtet, dass in den Sommermonaten das Immunsystem gestärkter

---

[4] „Vitamine sind organische Verbindungen, die der Organismus nicht als Energieträger, sondern für andere lebenswichtige Funktionen benötigt, die jedoch der Stoffwechsel nicht bedarfsdeckend synthetisieren kann. Vitamine müssen mit der Nahrung aufgenommen werden, sie gehören zu den essentiellen Stoffen."
Nachzulesen auf: https:/de.wikipedia.org/wiki/Vitamin – Abgerufen am 28.10.2017, 20:57

ist, dank des vielen Sonnenlichts und dem damit verbundenen hohen Werten an Vitamin D. Und Menschen mit niedrigem Vitamin-D-Spiegel fangen sich daher öfter eine Grippe ein, heißt es in einigen Studien[xlii].

Auch sollen Themen wie Haarausfall bei Frauen in Relation mit einem niedrigeren Vitamin-D-Spiegel im Blut stehen[xliii]. Beispielsweise werden auch die positiven Auswirkungen auf Bluthochdruck oder der direkte Zusammengang von Infektionen der Haut bei Neurodermitis-Patienten und einem Vitamin-D-Mangel diskutiert[xliv]. Das Risiko von Osteoporose unter anderem in den Wechseljahren könnte gesenkt werden, wenn eine Mischung aus Vitamin D und Calcium eingenommen wird. Diese Kombination soll auch helfen, wenn bei einer bereits vorhandenen Osteoporose das Knochenbruchrisiko gesenkt werden soll.

Sollten Sie zu einer Einnahme von Vitamin D tendieren und sich nun fragen, muss ich dazu noch andere Beigaben einnehmen? Fragen Sie am besten Ihren Arzt, der kann nach einem Test des Vitamin-D-Spiegels eine Auskunft geben, wie viel Vitamin D Sie denn überhaupt brauchen (es soll auch diese wundersamen Wesen geben, die im Sommer genügend Zeit auf den Wiesen verbringen und ihre Speicher für den Winter so füllen, dass sie immer hervorragende Werte haben), und wenn ja, ob mit Calcium, Magnesium, oder K2[xlv], oder vielleicht eine ganz andere Kombination.

Fast in jeder Zelle unseres Körpers befinden sich die Rezeptoren, die über das Vitamin verschiedenste Vorgänge im Körper steuern, darunter auch mehr als 2000 Gene[xlvi]. Damit ist natürlich klar, dass Vitamin D3 für unsere Gesundheit und unser Immunsystem unerlässlich ist. Nördlich des 37. Breitengrades leiden etwa 70 – 90 % der Menschen unter einem Vitamin-D-Mangel[xlvii]. Gerade im Winter brauchen wir deshalb immer mehr Vitamin D, denn der Winter strapaziert uns gesundheitlich, egal ob mit Grippe oder im schlimmsten Falle eine Lungenentzündung.

Empfohlen wird im Winter die Einnahme von Vitamin-D3-Tropfen oder –Ölen, denn diese enthalten meistens keine zusätzlichen, ungewünschten Beigaben. Eine prophylaktische Einnahme wird heutzutage oft empfohlen. Die Dosis zu Anfang einer Präventionstherapie im Winter werden dann bei etwa 3000 – 4000 IE empfohlen, da die Reserven im Körper aufgebraucht sind und es mehrere Monate dauern kann, bis sie wieder gefüllt sind. Manchmal kann auch eine höher dosierte Therapie in Frage kommen, diese ist dann aber auf jeden Fall mit einem Arzt abzusprechen[xlviii].

Mal ganz davon abgesehen, dass der Körper diesen essentiellen Stoff über die Sonnenstrahlung aufnimmt, kann man auch mit Atlantik-Hering, geräuchertem Aal, Kalbsfleisch und Pilzen nachhelfen. Wem das nicht reicht, der kann, wenn man denn darauf steht, auf den guten, altbewährten Lebertran zurückgreifen, der doch, und so manches Kinderherz freut sich, dies nicht mehr erlebt haben zu müssen, heute eher weniger wahrscheinlich in der Hausapotheke zu finden ist.

5-HTP

Wird oft empfohlen bei:
Stimmungsschwankungen, Übergewicht

Wer unter Stimmungsschwankungen, Depressionen, Angstzuständen, Übergewicht oder Schlafstörungen leidet, könnte einen Versuch mit 5-HTP wagen. Die Samen der afrikanischen Schwarzbohne (Griffonia simplicifolia) dienen schon länger als Rohstoff zur Herstellung von Präparaten mit isoliertem 5-HTP[xlix].

Bei den drugscouts heißt es: „5-HTP hilft beim natürlichen Einschlafen, verringert die Schmerzempfindlichkeit, verbessert das Wohlbefinden. Es wirkt als natürliches Mittel gegen Depressionen, lindert Migränekopfschmerzen und verhindert Heißhungerattacken. Es hilft bei der Verminderung von Angst und Stress. Außerdem ist es eine Hilfe beim Alkoholentzug, denn es lindert Symptome von biologischen Störungen im Körper, die durch Alkohol ausgelöst werden.[5]" Nachweislich steigt nach oraler Einnahme die Konzentration von z.B. Melanin, Dopamin, Betaendorphin und Noradrenalin[6].

5-Hydroxytryptophan (kurz eben 5-HTP), ist sehr leicht mit der eher ungeläufigeren Bezeichnung für Serotonin

---

[5] https://drugscouts.de/de/lexikon/5-htp, *Wirkung*, Abgerufen am 23.10.2017, 09:57

[6] https://drugscouts.de/de/lexikon/5-htp, *Wirkung*, Abgerufen am 23.10.2017, 09:57

5-Hydroxytryptamin zu verwechseln. Bereits in den 1970er und 1980er Jahren wurde 5-HPT als gängiges Antidepressiva verordnet, bis dann allerdings Mittel mit Serotoninwiederaufnahmehemmern (SSRI) auf dem Markt erschienen und es jetzt „nur" noch als Nahrungsergänzungsmittel erhältlich ist[l].

Da Lebensmittel leider kaum bis gar kein 5-HTP enthalten, muss man, wenn man denn darauf zurückgreifen will, ein Nahrungsergänzungsmittel einnehmen, die auch ohne Rezept erhältlich sind[li]. Als direkte Vorstufe von Serotonin wird 5-HTP fast vollständig zu Serotonin umgebaut.

Durch die Regulierung des Appetits nahmen in einer Doppelblindstudie der *University of Rome* übergewichtige Frauen 8 Wochen lang täglich 8 mg 5-HTP pro Kilogramm Körpergewicht und Tag oder eben ein Placebo zu sich. Obwohl sie weiterhin normal aßen, nahmen sie 38% weniger Kalorien zu sich (Placebogruppe: 20%) und konnten ihr Gewicht dementsprechend reduzieren[lii].

Je gesünder der Serotoninspiegel, umso gesünder ist auch der Melatoninspiegel. Damit ist natürlich auch klar, dass die Möglichkeit besteht, durch die Einnahme von 5-HTP die Schlafprobleme zu bessern. „Natürlich ist die Wirkung von 5-HTP auf die Schlafqualität, die Schlafdauer und die Einschlafphase auch dosisabhängig und abhängig vom einzelnen Menschen und seinem Stoffwechsel, seinem Neurotransmitterspiegel [...] und vielem mehr, so dass es oft am besten ist, mit viel Fingerspitzengefühl und kleinen Anfangsdosen die individuell richtige Vorgehensweise vorsichtig auszutesten."[7]

Dementsprechend gibt es verschiedene Herangehensweisen an die Gabe von 5-HTP, darunter die Gabe in Kombination mit L-Tryptophan und – oder – Johanniskraut, da sich diese gegenseitig verstärken. Die Einnahme muss auf jeden Fall mit einem Heilpraktiker oder Arzt besprochen werden, denn nur diese können Sie auf Ihre Bedürfnisse hin entsprechend beraten[8]. Haben Sie sich zu einer Einnahme entschlossen, müssen sie immer darauf achten, dass Ihr Körper mit genügend Vitalstoffen versorgt ist[9].

Auch bei der Einnahme mit anderen Medikamenten ist Vorsicht angesagt: es kann zu erheblichen Wechselwirkungen kommen – deshalb immer erst mit dem Arzt des Vertrauens sprechen. Frauen, die schwanger sind, oder stillen, sollten auf eine Einnahme von 5-HTP verzichten. Kinder sollten ebenfalls nur nach Absprache mit einem Kinderarzt 5-HTP-Präparate bekommen. Zu den Nebenwirkungen zählen anfängliche Übelkeit und Müdigkeit, selten kann es zu Albträumen oder Magen-Darm-Beschwerden kommen. Da die

---

[7] https://www.zentrum-der-gesundheit.de/wirkung-nebenwirkung-und-dosierung-von-5-htp.html, *Schlafstörungen*, Abgerufen am 21.10.2017, 09:36

[8] https://www.zentrum-der-gesundheit.de/wirkung-nebenwirkung-und-dosierung-von-5-htp.html, *Kombinationen mit L-Tryptophan und/oder Johanniskraut*, Abgerufen am 21.10.2017, 09:36

[9] https://www.zentrum-der-gesundheit.de/wirkung-nebenwirkung-und-dosierung-von-5-htp.html, *Vitalstoffe, die begleitend zur 5-HTP-Einnahme nötig sind*, Abgerufen am 21.10.2017, 09:36

Langzeitnebenwirkungen noch nicht genauer erforscht sind, sollte man, wie in vielen Beipackzetteln empfohlen wird, regelmäßige Blutuntersuchungen vom Arzt vornehmen lassen.

OPC

Wird oft empfohlen bei:

starker Belastung durch Umweltgifte, Problemen mit dem Bindegewebe

Oligomere Procynidine, also OPC, gilt als das stärkste bekannte Antioxidationsmittel. Mit einem 20 Mal höheren antioxidativen Potential als Vitamin E und 50 Mal höheren als Vitamin C ist OPC etwas ganz Besonderes[liii]. Durch seine beschleunigte Aufnahme im Körper kann es sich schnell am Kampf gegen die freien Radikale beteiligen und die Angriffe durch Umweltgifte, Pestizide, Zigarettenrauch, Smog und noch viel mehr bekämpfen. Dadurch, dass OPC in fetter und wässriger Umgebung tätig werden kann, erhält es also noch mehr Pluspunkte[liv].

Die Bandbreite der Anwendungsmöglichkeiten ist groß, denn leider sind freie Radikale die Auslöser für sehr viele Krankheiten. Unser Körper verhält sich dank dem hohen Angriff von außen wie Öl oder Butter, die zu lange offen standen, und „ranzig"[10] werden. Unsere Zellen, genauer gesagt die Membranen haben eine sogenannte Lipidschicht (Lipid = Fett). Wenn diese von den oxidativen freien Radikalen angegriffen wird, wird sie „schlecht" und unser Körper wird krank, da auch unsere Zellen nicht mehr schadlos sind.

---

[10] Nachzulesen unter https://nwzg.de/wie-opc-ihre-gesundheit-schuetzt/, Abgerufen am 29.10.2017, 19:02

OPC reguliert unseren Cholesterinspiegel, stärkt die Blutgefäße und vermindert so das Risiko für kardiovaskuläre Erkrankungen; da es sich besonders gerne an Kollagen und Elastin bindet, kann es bereits am ersten Tag der Einnahme die Widerstandsfähigkeit der Gefäße verstärken, was sich auch bei Krampfadern als hilfreich erweisen kann.

Da die Oligomeren Procynidine positiv auf die Blutzirkulation einwirken, hat das auch gern gesehene Folgen für Sehkraft, Bindegewebe, Gelenke, Schleimhäute und so weiter und so weiter und so weiter, Gedächtnis, Konzentration werden gestärkt.

Für alle Leser, die ein Mittel gegen Hautalterung suchen, haben wir auch hier ein Argument. Durch die Ankopplung an Kollagen und Elastin bleibt das Gewebe länger straffer und die Faltenbildung zögert sich hinaus. Gemeinsam mit Vitamin C aktiviert OPC die Kollagenbildung. Professor Jack Masquelier bezeichnete die Funktion von OPC bei der Bildung von Kollagen wie die Reparatur einer Leiter, die mit Querstreben verstärkt und so stabiler wird[lv,11]. Das Bild eines Gleises mit „regelmäßiger Querverstrebungen oder einer Leiter mit

---

[11] „Das OPC verhält sich wie der Co-Faktor von Vitamin C, verstärkt seine Wirkung und aktiviert somit die Kollagenproduktion. Man kann dies mit der Reparatur einer kaputten Leiter vergleichen, bei der nur zwei Sprossen übrig sind. Sie muss repariert werden und neue Sprossen erhalten. Dank OPC verstärkt sich das Kollagen durch Querverbindungen, die es physiologisch wieder funktionsfähig und stabil machen, wie im Bild der reparierten Leiter." Nachzulesen unter https://nwzg.de/wie-opc-ihre-gesundheit-schuetzt/, Abgerufen am 29.10.2017, 19:02

Sprossen[lvi]" ist ziemlich zutreffend: das Kollagen bildet dabei beide Seitenteile, die Sprossen bestehen aus verdrehten Proteinketten (Polypeptiden) – zu viele oder chaotisch angeordnete Sprossen, beispielsweise unter dem Einfluss von freien Radikalen, machen das Bindegewebe unbeweglich. Und das bedeutet frühzeitige Faltenbildung. OPC hilft dabei, den Einfluss der freien Radikale auf den Körper zu lindern, und hilft bei der Ersetzung fehlerhafter oder fehlender Sprossen[lvii]. Dank der Stärkung des Immunsystems kann auch Dauer und Häufigkeit von Überschussreaktionen auf Allergene reduziert werden.

Coenzym Q10

Wird oft empfohlen bei:
Herzerkrankungen, Herzinfarkt

Coenzym Q10 wird in jeder Zelle zur Energiegewinnung gebraucht, ist also ein lebenswichtiger Bestandteil der Zellatmung. Davon einmal abgesehen fungiert das Coenzym Q10 als Antioxidans und Fänger von freien Radikalen. Ähnlich wie OPC trägt es als fettlösliche Substanz zur Elastizität der Zellmembranen bei und verhindert die Oxidierung der Lipidschichten in besagten Membranen[lviii].

Idealerweise produziert der Körper bereits genügend Coenzym Q10, sofern er denn gesund genug dafür ist. Bei Krankheiten, Übergewicht, viel Stress oder bei der Einnahme von bestimmten Medikamenten kann diese Synthese gestört sein, genau wie bei angeborenen Störungen oder mangelhafter Ernährung. Im Alter nimmt die Menge von Coenzym Q10 im Körper signifikant ab, das ist Teil des menschlichen Alterungsprozesses. Auch der Konsum von Alkohol oder Zigaretten oder Mangel an Bewegung senken die körpereigene Produktion von Q10[lix].

Organe und Gewebeteile mit einem hohen Energieverbrauch weisen in Untersuchungen einen erhöhten Gehalt von Coenzym Q10 auf: Herz, Bauchspeicheldrüse, Nieren, Leber, Muskeln, das Nervensystem – sie alle brauchen die Substanz, um ordentlich funktionieren zu können. Durch die

Unterstützung der Pumpleistung des Herzens eignen sich Nahrungsergänzungsmittel mit Coenzym Q10 sehr gut für Menschen mit Herzerkrankungen oder Erkrankungen der Gefäße. Die Nahrungsergänzung bei koronaren Herzkrankheiten, Kardiomyopathie, Agina pectoris, Mitralklappenprolaps, Hyperlipidämie und Herzrythmusstörungen erscheint äußerst sinnvoll[lx]. Patienten, die innerhalb von drei Tagen nach einem Herzinfarkt Coenzym Q10 einnehmen konnten, verbesserten die Prognose der Genesung stark[lxi,lxii].

Wer weniger auf Präparate zurückgreifen möchte, der kann seinen Speiseplan umstellen, denn Q10 ist in Fleisch, Fisch, Nüssen, Hülsenfrüchten, Sesam, Sonnenblumenkernen, Kohl, Zwiebeln, Spinat, Rosenkohl, Brokkoli und auch in unseren geliebten Kartoffeln enthalten. Nur leider gilt auch hier wieder: zu viel Hitze zerstört das Coenzym Q10 sehr leicht und dann hilft auch die größte natürliche Quelle nichts mehr.

Die Wirkung von Cremes wird heiß und viel diskutiert und deshalb genauso oft widerlegt, wie es zuvor gerade erst belegt worden ist - dementsprechend kann dazu kaum eine Aussage getroffen werden. Tatsache ist allerdings, dass Q10 ein Teil der Zellen ist, und durch die Fettlöslichkeit gut durch die Zellmembranen dringen und als Antioxidans arbeiten kann. Inwiefern dieser Effekt allerdings auch durch die Cremes erzielt werden kann, ist fraglich.

MSM

Wird oft empfohlen bei:
chronischen Schmerzen, Karpaltunnelsyndrom

Von Alternativmedizinern wird MSM gerne als Nahrungsergänzungsmittel gegeben, wenn es um Schmerzlinderung oder zur Entzündungshemmung geht. Schwefel und Methyl-Sulfonyl-Methan (MSM) sind mineralische Elemente, die im Körper unverzichtbar sind denn der molekulare Aufbau von Hormonen, Enzymen, Proteinen, des Immunsystems, Knorpeln, Haut, Haaren, und Nägeln ist vom Schwefelgehalt abhängig[lxiii].

Das bekannteste Einsatzgebiet von MSM ist wohl als Schmerzmittel. Viele Schmerzmittel und Entzündungshemmer haben Gemeinsamkeiten; bei MSM ist dies ebenfalls der Fall: durch die Hemmung von Entzündungen und damit von Druck auf Gewebe und Nerven reduziert es nicht nur die Schmerzquelle, sondern unterdrückt auch die Schmerzweiterleitung an so manchen Nervenfasern. Dadurch wirkt es auch entspannend und entkrampfend. Und schmerzhemmende Substanzen können bei der Gabe von MSM besser durch die Zellmembran in geschädigtes Gewebe eindringen, weshalb es allein schon auf diese Art und Weise hilft, den Schmerz zu senken. Ein weiterer Pluspunkt von MSM ist die verstärkende Wirkung bei der Gabe von Kortison[12] und bringt damit rutscht MSM auf der Liste der gern gegebenen Entzündungshemmern wieder ein Stück nach vorne. Dadurch wird MSM bei Schleimbeutel-, Sehnen- und Sehnenscheidenentzündungen, beim weitbekannten Karpaltunnelsyndrom, bei Sportverletzungen und auch bei Allergien, wie beispielsweise auch Heuschnupfen, eingesetzt. Bei letzterem kommt die Wirkungsweise durch die Fähigkeit des MSM, sich an die Schleimhaut zu binden und dadurch eine Barriere gegen Allergene zu bilden, zustande. Dies ist dann natürlich auch hilfreich, wenn man Beschwerden mit dem Verdauungstrakt hat, denn oft sind die Symptome Zeichen einer gereizten Schleimhaut.[lxiv] Da organische Schwefelverbindungen kein Sulfit enthalten, profitieren davon auch alle, die an einer Sulfit-Allergie leiden.

Professor Stanley Jacobs stellte bei einer Studie mit 55 Heuschnupfenpatienten fest, dass Beschwerden wie Niesen, verstopfte Nase, Triefnase, Juckreiz, tränende Augen, trockener Hals, Husten und Kopfschmerzen bei einer Einnahme von MSM gelindert werden konnten. Es bedarf weiterer Studien, doch die Patienten zeigten bereits nach zwei Wochen eine Steigerung der Vitalität.[13]

Für alle weiblichen Leser noch ein kleines „Zuckerl": Methyl-Sulfonyl-Methan wird nachgesagt, dass mit der

---

[12] Nachzulesen auf https://www.naturepower.de/vitalstoff-journal/aus-der-forschung/vitamine/msm-organischer-schwefel/, *Wie lindert MSM den Schmerz?*, Abgerufen am 25.10.2017, 10:43

[13] Jacob WS, Appleton J: MSM: the definite guide. A comprehensive review of the science and therapeutics of methylsulfonylmethane. Topanga, CA. Fredom Press, 2003

Einnahme Frauenbeschwerden und das wundervolle (Achtung liebe männliche Leser: Sarkasmus!) Prämenstruelle Syndrom gelindert werden können. Stimmungsschwankungen, Migräne, Krämpfe sollen dabei gelindert werden. [lxv]

Auch beim Thema chronischen Schmerzen erweist sich MSM als Geheimtipp[lxvi]. 1998 untersuchte man in einer kleinen, dennoch placebokontrollierten Studie den Zusammenhang zwischen der Gabe von MSM und der Reduzierung von durch Osteoarthritis (Gelenkverschleiß) verursachten, chronischen Schmerzen. 16 Personen im Alter von 55 bis 78 Jahren mit Osteoarthritis in Händen, Rücken, Schultern, Knie, Hüfte oder Nacken wurden untersucht. Ihr Leidenszeitraum erstreckte sich zu diesem Zeitpunkt zwischen vier Monaten und sechs Jahren. Vor Beginn der Studie setzten alle Teilnehmer nicht-steroidale Entzündungshemmer ab. Zehn der Probanden nahmen dann drei Kapseln mit je 750 mg MSM täglich zu sich, davon nüchtern zwei zum Frühstück und eine vor dem Mittagessen. Die anderen bekamen Placebo. Nach etwa sechs Wochen waren die Graphen auf der Schmerzskala von Teilnehmern der Realgruppe um durchschnittlich 82% gesunken[lxvii].

Magnesium

Wird oft empfohlen bei:
Muskelschmerzen, Müdigkeit, Fatigue

In der Werbung wird Magnesium meist als Wundermittel angepriesen. Doch woher kommt dieser Glaube?

Tatsächlich ist das Mineral in unserem Körper Teil verschiedenster Enzymsysteme, es ist am Energiestoffwechsel und der Funktion von Muskeln und Nerven beteiligt. Auch an der Herztätigkeit ist es nicht ganz unschuldig, immerhin brauchen wir Magnesium auch, damit Nervenzellen untereinander und mit den Muskelzellen kommunizieren können[lxviii]. In den Zähnen und Knochen wird das Mineral eingelagert und ist dort für die Stabilität mitverantwortlich. Und nur, weil Magnesium an der Muskelfunktion beteiligt ist, und damit auch verantwortlich für die Kontraktionen, muss man nicht bei jedem Wadenkrampf sofort an einen Mangel denken.

Längerfristig kann der Mangel an Magnesium allerdings die Verkalkung von Blutgefäßen und Nieren zur Folge haben. Außerdem diskutiert man momentan die Relation zwischen einem Mangel des Minerals und diversen Störungen des Herz-Kreislauf-Systems (z. B. Agina pectoris – „Brustenge").

Dementsprechend: viele Leute greifen zu Magnesium, weil ihnen durch die Werbung versprochen wird, dass es wirklich etwas bringt. Es bringt auch durchaus positive Effekte mit sich, doch lediglich dann, wenn ein Mangel vorliegt und nicht, wenn man „einfach nur draufschaufelt." Deshalb gilt auch bei Magnesium, erst mit dem Arzt absprechen, dann wirklich vor das Regal stellen und ein Paket aussuchen, denn wie bereits im Vorwort erwähnt, greifen zu viele Menschen einfach so zu Magnesium.

Tatsache ist allerdings, dass junge Männer im Alter von 15 bis 25 Jahren einen erhöhten Bedarf des Mineralstoffes haben, etwa 400 mg pro Tag. Und auch bei Leistungssportlern oder bei Menschen, die stark unter Stress stehen oder deren Arbeit mit viel Hitze und dementsprechend Schweiß einhergeht, kann der Bedarf an Magnesium ansteigen. Auch Schwangere und stillende Frauen brauchen etwas mehr Magnesium (310 mg pro Tag bzw. 390 mg pro Tag)[lxix].

Die Europäische Behörde für Lebensmittelsicherheit (EFSA) untersucht momentan die verschiedenen Effekte, die Magnesium auf unseren Körper haben kann. Man glaubt, dass Magnesium Müdigkeit und Fatigue reduzieren kann, zu normalen physiologischen Funktionen beiträgt, für die Erhaltung eines normalen Blutzuckerspiegels eine Rolle spielt, genau wie bei der Erhaltung eines normalen Blutdruckes, einer normalen Funktion des Immunsystems, der Resistenz gegenüber mentalem Stress, und noch vielen weiteren körperlichen Funktionen[lxx].

Allerdings heißt es auch hier Augen auf beim Kauf, denn viele Produkte sind laut Verbraucherzentrale viel zu hoch dosiert:

„Um [Wadenkrämpfen] vorzubeugen, greifen viele zu Nahrungsergänzungsmitteln. Die enthalten jedoch oft zu viel Magnesium. Das haben Experten der Verbraucherzentrale in einer Untersuchung von 42 Präparaten festgestellt. 17 Produkte überschritten die empfohlene Tagesdosis. Die liegt laut der Deutschen Gesellschaft für Ernährung, kurz DGE, bei 350 Milligramm für Männer und 300 Milligramm für Frauen. Die meisten Nahrungsergänzungsmittel enthalten jedoch 400 Milligramm pro Portion. Folgende Produkte überschreiten sogar diesen Wert: „Kalium-Magnesium" von Pure Encapsulations enthält 420 mg pro empfohlener Tagesdosis, „ZMA Kapseln 810 MG" für Männer enthalten 450 mg, „Magnesium 500 + B12 2-Phasen-Depot" von Tetesept enthält 500 mg, „Magnesium 600 mg Forte" von Taxofit enthält 600 mg Magnesium pro Portion. Eine Tagesdosis des „Magnesium Mineral Pulver" von Presselin enthält sogar 1163 Milligramm Magnesium.[14]".

Bei einer Überdosierung kann es bei empfindlichen Menschen zu Durchfall oder anderen Magen-Darm-Beschwerden kommen. Außerdem sind viele Produkte „gestreckt" mit Vitaminen, und auch hier ist die Dosierung oft zu hoch. Da können dann bei langfristiger Einnahme gesundheitliche Schäden die Folge sein. Ebenso reihen sich Blutdruckabfall und Muskelschwäche bei einer Einnahme von mehr als 2500 mg pro Tag in die Liste der möglichen Nebenwirkungen ein[lxxi].

---

[14] Nachzulesen auf http://www.focus.de/gesundheit/videos/zu-hoch-dosiert-verbraucherzentrale-warnt-17-magnesium-produkte-koennen-der-gesundheit-schaden_id_6519886.html, Abgerufen am 30.10.2017, 13:57

Omega-3-Fettsäuren

Wird oft empfohlen bei:
Herz-Kreislauf-Problemen

Omega-3-Fettsäuren werden schon lange nachgesagt, dass sie die Herzgesundheit positive beeinflussen. Im Körper werden sie für verschiedene Dinge benötigt. Die Produktion von Hormonen, die Eiweißsynthese, der Zellstoffwechsel, sie alle greifen auf Omega-3-Fettsäuren zurück. Auch das „Geschmiert halten" der Gelenke und die Feuchtigkeit und Spannkraft von Haut und Haaren sind oft damit assoziiert. Die Fettsäuren helfen auch beim Schutz vor Infektionskrankheiten, da sie das Immunsystem unterstützen und zur Vermeidung von Entzündungen beitragen.

Und was ist das jetzt genau, diese Omega-3-Fettsäure?

Alpha-Linolsöure und Linolsäure werden einfach bei der gesunden Entwicklung von Kindern benötigt. Die Docosahexaensäure trägt bei Säuglingen bis zu einem Alter von 12 Monaten zur Entwicklung der Sehkraft bei und bereits bei der Aufnahme durch die Mutter und damit bei der Weitergabe an dem Fötus unterstützt sie die Gehirnentwicklung[lxxii].

In Ölen wie Leinöl, Walnussöl oder Hanföl ist die kurzkettige Alpha-Linolensäure (kurz: ALA) enthalten. Diese muss jedoch im Körper erst in die langkettigen Omega-3-Fettsäuren Eicosapentaensäure (EPA) und Docosahexaensäure (DHA) umgewandelt werden, denn sonst wirken die gar nicht. EPA und DHA sind also aktiver im biologischen Sinne, wenn man dies so sagen will. Ist die Syntheserate dieser beiden, also die Umwandlungsrate von ALA in EPA und DHA, zu gering, kann es unter Umständen notwendig sein, auf Nahrungsergänzungsmittel zuzukommen – meist geschieht das ja in Fischölform. Wer das pure Öl nicht mag, fettreicher Fisch wie Makrele, Hering, Thunfisch oder Lachs sind dabei eine empfehlenswerte Nahrungsquelle für EPA und DHA[lxxiii].

Natürlich gibt es auch vegane Präparate aus Algenölen. Die Alge Schizochytrium sp. liefert die langkettigen Omega-3-Fettsäuren in hohen Mengen[lxxiv]. Chiasamen, Nüsse, und grünes Blattgemüse wie Feldsalat können ALA liefern[lxxv].

In einer schwedischen Studie wurden bei vierzig Teilnehmern im Alter von 51 bis 72 Jahren die Herz-Kreislauf-Risiken überwacht. Alle Probanden nahmen fünf Wochen lang täglich 1x ein Nahrungsergänzungsmittel mit Omega-3-Fettsäuren. Die Risikofaktoren konnten mit der Einnahme massiv reduziert werden[lxxvi].

Zu den Wirkungsweisen gehören unter anderem der Schutz des Herzens, die Senkung der Blutfettwerte, Reduzierung des Blutzuckerspiegels und Senkung des Blutdrucks. Auch sollen die Omega-3-Fettsäuren Entzündungen im Körper lindern und die Thromboseneigung, durch die Hemmung der Thrombozytenaggregation[lxxvii] reduzieren. Es wird deshalb oft zur Prävention von Thrombosen empfohlen.

Ebenfalls nachgewiesen ist die Senkung kardiovaskulärer Risiken. Da EPA und DHA Bestandteile der Zellmembran sind, gibt es verschiedenste Wirkungen. Sie beugen Herzrhythmusstörungen vor durch ihre antiarrhythmische Wirkung, sie stabilisieren Gefäßbezirke und beugen so Myokardinfarkten vor und haben eine präventive Wirkungsweise gegen verschiedene Herzkrankheiten[lxxviii].

Wichtig ist deshalb, beim Kauf auf die enthaltene Dosis zu achten. Eine Tagesdosis von 800 mg EPA und DHA sollten nicht überschritten werden. Ein guter – und vielseitiger – Tipp ist daher das DHA-Algenöl. Dies ist rein pflanzlich und enthält wertvolles EPA und DHA aufgrund der Algenölanteile, nicht unbedingt in den höchsten Anteilen, aber immerhin. Außerdem kann dieses Öl hervorragend für Dressings und Salate verwendet werden[lxxix].

Zurück zur Dosierung.

Gesunde Menschen brauchen nicht mehr als 300 mg bis 600 mg EPA/DHA am Tag, wie bereits erwähnt. Jedoch kann es bei therapeutischen Zwecken oft notwendig sein, eine viel höhere Dosierung zu geben. Wichtig ist auch hierbei: vorher den Arzt fragen! Denn Omega-3-Fettsäuren haben eine Blutverdünnende Wirkung und dürfen deshalb von Menschen mit hoher Tendenz zu vermehrten Blutungen und bei der Einnahme von blutverdünnenden Medikament nicht eingenommen werden.

Lachsöl enthält beispielsweise 90 mg EPA und 60 mg DHA, hochdosierte Produkte hingegen manchmal bereits 180 mg EPA und 140 mg DHA. Manche Algenöle enthalten sogar bis zu 1800 mg der langkettigen Fettsäuren. Das Problem bei Ölen ist allerdings, dass sie meist mit Vitamin E versetzt werden, um nicht allzu schnell zu verderben. Und momentan gibt es laut Verbraucherzentrale noch keine gesetzliche Vorschrift zur Höchstmengenempfehlung des BfR, weshalb folglich oft die Menge von zugesetzten Vitaminen zu hoch ist und dies gesundheitliche Folgen mit sich ziehen kann[lxxx]. Zu Beachten ist ebenfalls, dass bei der Angabe des Gehalts in den Präparaten nicht zwischen ALA, EPA und DHA unterschieden werden muss.

Bei Sportlern konnte bei einer Einnahme eine Woche vor dem Training von 3600 mg EPA/DHA pro Tag die Ausprägung des Muskelkaters verringert werden. Regelschmerzen, beispielsweise, ließen sich angeblich bei einer Einnahme von 2500 mg EPA/DHA pro Tag in einer Studie über 4 Monate hinweg lindern[lxxxi]. Auch beim Prämenstruellen Syndrom (PMS) können 300 mg EPA/DHA bei langfristiger Einnahme Linderung verschaffen. Auch bei Kindern mit ADHS kann bei einer Einnahme von 150 mg bis 600 mg pro Tag eine Besserung eintreten[lxxxii].

Das Problem ist nur, eine zu hohe Dosis kann große gesundheitliche Risiken beinhalten. Lassen Sie sich deshalb auf jeden Fall vorher beraten, bevor Sie sich zum Griff in das große, breite Regal der Nahrungsergänzungsmittel entscheiden. Übelkeit und Erbrechen sind oft die Folge von einer Einnahme von zu hohen Mengen Omega-3-Fettsäuren. Außerdem kann die Blutzuckereinstellung bei Diabetikern erschwert sein und das Immunsystem beeinflusst werden, weshalb ausgerechnet bei älteren Personen die Anfälligkeit für Infekte ansteigen lassen kann. Deshalb ist die Beratung durch einen Arzt fast unerlässlich.

Natürlich darf man nicht davon ausgehen, dass allein die Einnahme von Omega-3-Fettsäuren all diese Beschwerden bessert, mehr sind die Fettsäuren ein Teil des Therapieplans. Außerdem stellt sich die Wirkung oft nur bei dauerhafter Einnahme ein.

Fazit

Die allgemeine Meinung gegenüber Nahrungsergänzungsmittel ist in der Bevölkerung geteilt. Ob Richtig oder Falsch, das können Sie, liebe Leser, nun selbst entscheiden und mit etwas Hintergrundwissen auftrumpfen, wenn Ihnen jemand ein neues Wundermittel verkaufen will. Wichtig ist einfach, sollten Sie sich für eines der vielen Präparate entscheiden – und wir haben ja erörtert, dass es sowohl viele Gründe dafür als auch dagegen gibt – dann lassen Sie sich richtig beraten.

Hier kommt wieder der unglaublich beliebte Satz: Fragen Sie am besten den Arzt Ihres Vertrauens, bevor sie mit der Einnahme beginnen. Es hat seine Gründe, denn bevor Sie Ihrem Körper mit der falschen Hilfe schaden, lassen Sie es lieber.

Ob Sie nun auf den Rat von Schwiegermuttern eingehen oder nicht, das ist nun ganz Ihre Sache. Wichtig ist, gehen Sie auf die Bedürfnisse Ihres Körpers ein, und nicht auf die, die Schwiegermutter Ihnen vorgibt. Die Grenze zwischen sinnvoller Gabe eines Nahrungsergänzungsmittels und zu hoher Dosierung ist oft sehr schmal. Egal, ob diese auf ihrer Packung nun das neue Wunder von Orleans anpreisen oder nicht, es ist Vorsicht angesagt.

Der Markt ist bunt und gut bestückt, für jedes Bedürfnis ist etwas dabei. Man muss nur richtig hinsehen und findet dann auch genau das Präparat, das der Körper braucht und auch in genau der Zusammenstellung, die für unsere Bedürfnisse am richtigsten ist. In der Hinsicht ist unsere Produktvielfalt ganz gut, selbst wenn sie bei dem ersten Blick auf das bis oben hin gefüllte Regal etwas verwirrend erscheint. Dieser Ratgeber hat Ihnen genügend Informationen gegeben, damit Sie sich den Herausforderungen dem Alltag im Dschungel der Nahrungsergänzungsmittel stellen können.

Urheberrechte

Die Inhalte dieses Werkes unterliegen dem deutschen Urheberrecht. Die Vervielfältigung, Bearbeitung, Verbreitung und jede Art der Verwertung außerhalb der Grenzen des Urheberrechtes bedürfen der schriftlichen Zustimmung des jeweiligen Autors bzw. Erstellers. Downloads und Kopien dieser Seite sind nur für den privaten, nicht kommerziellen Gebrauch gestattet.

Copyright © 2017 Jan Rothner

Alle Rechte vorbehalten

Impressum:

Jan Rothner

c/o Autoren.Services

Zerrespfad 9

53332 Bornheim

Kontakt Email: janrothner@buch-autoren.de

Bilder: Shutterstock & Pixabay Photographie

Endnoten/Quellen

---

[i] http://eur-lex.europa.eu/legal-content/DE/TXT/?uri=CELEX:32002L0046, 22.10.2017, 22:13, Richtlinie 2002/46/EG des Europäischen Parlaments und des Rates vom 10. Juni 2002 zur Angleichung der Rechtsvorschriften der Mitgliedstaaten über Nahrungsergänzungsmittel (Text von Bedeutung für den EWR), *Amtsblatt Nr. L 183 vom 12/07/2002 S. 0051 - 0057*

[ii] http://eur-lex.europa.eu/legal-content/DE/TXT/?uri=CELEX:32002L0046, 22.10.2017, 22:13, Richtlinie 2002/46/EG des Europäischen Parlaments und des Rates vom 10. Juni 2002 zur Angleichung der Rechtsvorschriften der Mitgliedstaaten über Nahrungsergänzungsmittel (Text von Bedeutung für den EWR), *Amtsblatt Nr. L 183 vom 12/07/2002 S. 0051 – 0057*

[iii] http://eur-lex.europa.eu/legal-content/DE/TXT/?uri=CELEX:32002L0046, 22.10.2017, 22:13, Richtlinie 2002/46/EG des Europäischen Parlaments und des Rates vom 10. Juni 2002 zur Angleichung der Rechtsvorschriften der Mitgliedstaaten über Nahrungsergänzungsmittel (Text von Bedeutung für den EWR), *Amtsblatt Nr. L 183 vom 12/07/2002 S. 0051 – 0057, Artikel 2*

[iv] ANHANG I
Vitamine und Mineralstoffe, die bei der Herstellung von Nahrungsergänzungsmitteln verwendet werden dürfen
1. Vitamine
Vitamin A (µg RE), Vitamin D (µg), Vitamin E (mg α-TE), Vitamin K (µg), Vitamin B1 (mg), Vitamin B2 (mg), Niacin (mg NE), Pantothensäure (mg), Vitamin B6 (mg), Folsäure (µg), Vitamin B12 (µg), Biotin (µg), Vitamin C (mg),
2. Mineralstoffe
Calcium (mg), Magnesium (mg), Eisen (mg), Kupfer (µg), Jod (µg), Zink (mg), Mangan (mg), Natrium

(mg), Kalium (mg), Selen (µg), Chrom (µg), Molybdän (µg), Fluor (mg), Chlor (mg), Phosphor (mg),

ANHANG II

Vitamine und Mineralstoffe, die bei der Herstellung von Nahrungsergänzungsmitteln verwendet werden dürfen

A. Vitamine

1. VITAMIN A

a) Retinol b) Retinylacetat c) Retinylpalmitat d) Beta-Carotin

2. VITAMIN D

a) Cholecalciferol b) Ergocalciferol

3. VITAMIN E

a) D-alpha-Tocopherol b) DL-alpha-Tocopherol c) D-alpha-Tocopherylacetat d) DL-alpha-Tocopherylacetat e) D-alpha-Tocopherylsäuresuccinat

4. VITAMIN K

a) Phylloquinon (Phytomenadion)

5. VITAMIN B1

a) Thiaminhydrochlorid b) Thiaminmononitrat

6. VITAMIN B2

a) Riboflavin b) Riboflavin 5'-phosphate, Natrium

7. NIACIN

a) Nicotinsäure b) Nicotinamid

8. PANTOTHENSÄURE

a) Calcium-D-pantothenat b) Natrium-D-pantothenat c) D-Panthenol

9. VITAMIN B6

a) Pyridoxinhydrochlorid b) Pyridoxin-5'-phosphat

10. FOLSÄURE

a) Pteroylmonoglutaminsäure

11. VITAMIN B12

a) Cyanocobalamin b) Hydroxocobalamin

12. BIOTIN

a) D-Biotin

13. VITAMIN C

a) L-Ascorbinsäure b) Natrium-L-ascorbat c) Calcium-L-ascorbat d) Kalium-L-ascorbat
e) L-Ascorbyl 6-palmitat

B. Mineralstoffe

Calciumcarbonat, Calciumchlorid, Calciumsalze der Zitronensäure, Calciumgluconat, Calciumglycerophosphat, Calciumlactat, Calciumsalze der Orthophosphorsäure, Calciumhydroxid, Calciumoxid, Magnesiumacetat, Magnesiumcarbonat, Magnesiumchlorid, Magnesiumsalze der Zitronensäure, Magnesiumsagluconat, Magnesiumglycerophosphat, Magnesiumsalze der Orthophosphorsäure, Magnesiumlactat, Magnesiumhydroxid, Magnesiumoxid, Magnesiumsulphat, Eisencarbonat, Eisencitrat, Eisenammoniumcitrat, Eisengluconat, Eisenfumarat, Eisennatriumdiphosphat, Eisenlactat, Eisensulphat, Eisendiphosphat (Eisenpyrophosphat), Eisensaccharat, elementares Eisen (Carbonyl + elektrolytisch + wasserstoffreduziert), Kupfercarbonat, Kupfercitrat, Kupfergluconat, Kupfersulphat, Kupferlysinkomplex, Natriumiodid, Natriumiodat, Kaliumiodid, Kaliumiodat, Zinkacetat, Zinkchlorid, Zinkcitrat, Zinkgluconat, Zinklactat, Zinkoxid, Zinkcarbonat, Zinksulphat, Mangancarbonat, Manganchlorid, Mangancitrat, Mangangluconat, Manganglycerophosphat, Mangansulphat, Natriumbicarbonat, Natriumcarbonat, Natriumchlorid, Natriumcitrat, Natriumgluconat, Natriumlactat, Natriumhydroxid, Natriumsalze der Orthophosphorsäure, Kaliumbicarbonat, Kaliumcarbonat, Kaliumchlorid, Kaliumcitrat, Kaliumgluconat, Kaliumglycerophosphat, Kaliumlactat, Kaliumhydroxid, Kaliumsalze der Orthophosphorsäure, Natriumselenat, Natriumhydrogenselenit, Natriumselenit, Chrom-(III)-

Chlorid, Chrom-(III)-Sulphat, Ammoniummolybdat (Molybdän (VI)), Natriummolybdat (Molybdän (VI)), Kaliumfluorid, Natriumfluorid

[v] Fragen und Antworten zu Nahrungsergänzungsmitteln – BfR, http://www.bfr.bund.de/cm/343/fragen_und_antworten_zu_nahrungsergaenzungsmitteln.pdf, S. 1f, abgerufen: 22.10.2017, 22:54
[vi] Fragen und Antworten zu Nahrungsergänzungsmitteln – BfR, http://www.bfr.bund.de/cm/343/fragen_und_antworten_zu_nahrungsergaenzungsmitteln.pdf, S. 1f, abgerufen: 22.10.2017, 22:54
[vii] Fragen und Antworten zu Nahrungsergänzungsmitteln – BfR, http://www.bfr.bund.de/cm/343/fragen_und_antworten_zu_nahrungsergaenzungsmitteln.pdf, S. 2, abgerufen: 22.10.2017, 22:54
[viii] Fragen und Antworten zu Nahrungsergänzungsmitteln – BfR, http://www.bfr.bund.de/cm/343/fragen_und_antworten_zu_nahrungsergaenzungsmitteln.pdf, S. 4f, abgerufen: 22.10.2017, 22:54
[ix] Fragen und Antworten zu Nahrungsergänzungsmitteln – BfR, http://www.bfr.bund.de/cm/343/fragen_und_antworten_zu_nahrungsergaenzungsmitteln.pdf, S. 4f, abgerufen: 22.10.2017, 22:54
[x] https://www.avogel.de/ernaehrung_gesundheit/ihre-ernaehrung/themenuebersicht/nahrungsergaenzung.php, Abgerufen 22.10.2017, 23:23
[xi] https://www.avogel.de/ernaehrung_gesundheit/ihre-ernaehrung/themenuebersicht/nahrungsergaenzung.php, Abgerufen 22.10.2017, 23:23
[xii] https://www.avogel.de/ernaehrung_gesundheit/ihre-ernaehrung/themenuebersicht/nahrungsergaenzung.php, Abgerufen 22.10.2017, 23:23
[xiii] https://www.avogel.de/ernaehrung_gesundheit/ihre-ernaehrung/themenuebersicht/nahrungsergaenzung.php, Abgerufen 22.10.2017, 23:23
[xiv] https://www.avogel.de/ernaehrung_gesundheit/ihre-ernaehrung/themenuebersicht/nahrungsergaenzung.php, Abgerufen 22.10.2017, 23:23
[xv] https://www.avogel.de/ernaehrung_gesundheit/ihre-ernaehrung/themenuebersicht/nahrungsergaenzung.php, Abgerufen 22.10.2017, 23:23

[xvi] http://www.orthoknowledge.eu/alpha-liponsaure/, Abgerufen am 23.10.2017, 11:10
[xvii] http://www.orthoknowledge.eu/alpha-liponsaure/, Abgerufen am 23.10.2017, 11:10
[xviii] http://www.orthoknowledge.eu/alpha-liponsaure/, Abgerufen am 23.10.2017, 11:10
[xix] http://www.orthoknowledge.eu/alpha-liponsaure/, Abgerufen am 23.10.2017, 11:10
[xx] http://www.orthoknowledge.eu/alpha-liponsaure/, Abgerufen am 23.10.2017, 11:10
[xxi] http://www.orthoknowledge.eu/alpha-liponsaure/, Abgerufen am 23.10.2017, 11:10
[xxii] http://www.orthoknowledge.eu/alpha-liponsaure/, Abgerufen am 23.10.2017, 11:10
[xxiii] http://www.orthoknowledge.eu/alpha-liponsaure/, Abgerufen am 23.10.2017, 11:10
[xxiv] https://de.wikipedia.org, Abgerufen am 21.10.2017, 08:14
[xxv] http://www.orthoknowledge.eu/alpha-liponsaure/, Abgerufen am 23.10.2017, 11:10
[xxvi] http://www.orthoknowledge.eu/alpha-liponsaure/, Abgerufen am 23.10.2017, 11:10
[xxvii]

http://www.focus.de/gesundheit/ratgeber/haarausfall/news/haarqualitaet_aid_117981.html, Abgerufen am 24.10.2017, 23:19
[xxviii] http://www.jolie.de/beauty/silicea-was-bringt-die-kieselsaeure, Abgerufen am 22.10.2017, 18:14
[xxix] http://www.jolie.de/beauty/silicea-was-bringt-die-kieselsaeure, Abgerufen am 22.10.2017, 18:14
[xxx] http://www.jolie.de/beauty/silicea-was-bringt-die-kieselsaeure, Abgerufen am 22.10.2017, 18:14

[xxxi] https://www.verbraucherzentrale.nrw/wissen/lebensmittel/nahrungsergaenzungsmittel/isoflavone-8255, Abgerufen am 22.10.2017, 17:01

[xxxii] http://flexikon.doccheck.com/de/Fols%C3%A4ure, Abgerufen am 22.10.2017, 15:09

xxxiii https://de.wikipedia.org/wiki/Fols%C3%A4ure, Abgerufen am 22.10.2017, 10:36

xxxiv https://de.wikipedia.org/wiki/Fols%C3%A4ure, Abgerufen am 22.10.2017, 10:36

xxxv https://www.zentrum-der-gesundheit.de/folsaeure-ia.html, Abgerufen am 22.10.2017, 15:48

xxxvi https://www.zentrum-der-gesundheit.de/folsaeure-ia.html, Abgerufen am 22.10.2017, 15:48

xxxvii https://www.zentrum-der-gesundheit.de/folsaeure-ia.html, Abgerufen am 22.10.2017, 15:48

xxxviii https://www.apotheken-umschau.de/Ernaehrung/Folsaeure-169713.html, Abgerufen am 22.10.2017, 14:29

xxxix http://flexikon.doccheck.com/de/Fols%C3%A4ure, Abgerufen am 22.10.2017, 15:09

xl https://www.apotheken-umschau.de/Ernaehrung/Folsaeure-169713.html, Abgerufen am 22.10.2017, 14:29

xli https://www.zentrum-der-gesundheit.de/folsaeure-ia.html, Abgerufen am 22.10.2017, 15:48

xlii https://www.zentrum-der-gesundheit.de/vitamin-d3-mangel-ia.html, Abgerufen am 21.10.2017, 18:25

xliii https://www.zentrum-der-gesundheit.de/vitamin-d3-mangel-ia.html, Abgerufen am 21.10.2017, 18:25

xliv https://www.zentrum-der-gesundheit.de/vitamin-d3-mangel-ia.html, Abgerufen am 21.10.2017, 18:25

xlv https://www.zentrum-der-gesundheit.de/vitamin-d-die-richtige-einnahme.html, Abgerufen am 21.10.2017, 18:29

xlvi http://www.vitamind.net/vitamin-d3/, Abgerufen am 21.10.2017, 18:11

xlvii http://www.vitamind.net/vitamin-d3/, Abgerufen am 21.10.2017, 18:11

xlviii http://www.vitamind.net/vitamin-d3/, Abgerufen am 21.10.2017, 18:11

xlix https://www.zentrum-der-gesundheit.de/wirkung-nebenwirkung-und-dosierung-von-5-htp.html, Abgerufen am 21.10.2017, 09:36

[l] https://www.zentrum-der-gesundheit.de/wirkung-nebenwirkung-und-dosierung-von-5-htp.html, Abgerufen am 21.10.2017, 09:36
[li] https://www.zentrum-der-gesundheit.de/wirkung-nebenwirkung-und-dosierung-von-5-htp.html, Abgerufen am 21.10.2017, 09:36
[lii] https://www.zentrum-der-gesundheit.de/wirkung-nebenwirkung-und-dosierung-von-5-htp.html, Abgerufen am 21.10.2017, 09:36
[liii] https://www.zentrum-der-gesundheit.de/opc-pi.html, Abgerufen am 22.10.2017, 14:23
[liv] https://nwzg.de/wie-opc-ihre-gesundheit-schuetzt/, Abgerufen am 29.10.2017, 19:02
[lv] https://nwzg.de/wie-opc-ihre-gesundheit-schuetzt/, Abgerufen am 29.10.2017, 19:02
[lvi] https://nwzg.de/wie-opc-ihre-gesundheit-schuetzt/, Abgerufen am 29.10.2017, 19:02
[lvii] https://nwzg.de/wie-opc-ihre-gesundheit-schuetzt/, Abgerufen am 29.10.2017, 19:02
[lviii] http://www.orthoknowledge.eu/coenzym-q10/, Abgerufen am 25.10.2017, 09:03
[lix] http://www.gesundheitsinstitut-deutschland.de/was-ist-q10/, Abgerufen am 25.10.2017, 14:11
[lx] http://www.orthoknowledge.eu/coenzym-q10/, Abgerufen am 25.10.2017, 09:03
[lxi] http://www.orthoknowledge.eu/coenzym-q10/, Abgerufen am 25.10.2017, 09:03
[lxii] https://www.gesundheit.de/ernaehrung/naehrstoffe/naehrstoffwissen/coenzym-q10, Abgerufen am 25.10.2017, 19:41
[lxiii] http://secret-wiki.de/wiki/MSM, Abgerufen am 25.10.2017, 14:10
[lxiv] https://www.naturepower.de/vitalstoff-journal/aus-der-forschung/vitamine/msm-organischer-schwefel/
[lxv] http://www.methylsulfonylmethan.net/, Abgerufen am 25.10.2017, 14:09
[lxvi] http://www.methylsulfonylmethan.net/, Abgerufen am 25.10.2017, 14:09

[lxvii] Lawrence RM: Methylsulfonylmethane (MSM): a double-blind study of ist use in degenerative arthritis. Int J of Anti-Aging Med 1998; 1:50

[lxviii] https://www.verbraucherzentrale.de/wissen/lebensmittel/nahrungsergaenzungsmittel/magnesium-8003, Abgerufen am 30.10.2017, 13:37

[lxix] https://www.verbraucherzentrale.de/wissen/lebensmittel/nahrungsergaenzungsmittel/magnesium-8003, Abgerufen am 30.10.2017, 13:37

[lxx] https://www.verbraucherzentrale.de/wissen/lebensmittel/nahrungsergaenzungsmittel/magnesium-8003, Abgerufen am 30.10.2017, 13:37

[lxxi] https://www.verbraucherzentrale.de/wissen/lebensmittel/nahrungsergaenzungsmittel/magnesium-8003, Abgerufen am 30.10.2017, 13:37

[lxxii] https://www.verbraucherzentrale.nrw/wissen/lebensmittel/nahrungsergaenzungsmittel/omega3produkte-8585, Abgerufen am 20.10.2017, 18:35

[lxxiii] https://www.verbraucherzentrale.nrw/wissen/lebensmittel/nahrungsergaenzungsmittel/omega3produkte-8585, Abegerufen am 20.10.2017, 18:35

[lxxiv] https://www.zentrum-der-gesundheit.de/omega-3-fettsaeuren.html, Abgerufen am 21.10.2017, 17:47

[lxxv] https://www.verbraucherzentrale.nrw/wissen/lebensmittel/nahrungsergaenzungsmittel/omega3produkte-8585, Abegerufen am 20.10.2017, 18:35

[lxxvi] https://www.zentrum-der-gesundheit.de/omega-3-fettsaeuren.html, Abgerufen am 21.10.2017, 17:47

[lxxvii] https://de.wikipedia.org/wiki/Omega-3-Fetts%C3%A4uren, Abgerufen am 21.10.2017, 14:28

[lxxviii] https://de.wikipedia.org/wiki/Omega-3-Fetts%C3%A4uren, Abgerufen am 21.10.2017, 14:28

[lxxix] https://www.zentrum-der-gesundheit.de/omega-3-fettsaeuren.html, Abgerufen am 21.10.2017, 17:47

[lxxx] https://www.verbraucherzentrale.nrw/wissen/lebensmittel/nahrungsergaenzungsmittel/omega3produkte-8585, Abegerufen am 20.10.2017, 18:35

[lxxxi] https://www.zentrum-der-gesundheit.de/omega-3-fettsaeuren.html, Abgerufen am 21.10.2017, 17:47

[lxxxii] https://www.zentrum-der-gesundheit.de/omega-3-fettsaeuren.html, Abgerufen am 21.10.2017, 17:47

www.ingramcontent.com/pod-product-compliance
Lightning Source LLC
Chambersburg PA
CBHW050019230526
45470CB00003B/1037